CW00458031

Libro de cocina de la dieta mediterránea para la familia

50 recetas fáciles y sabrosas para una salud de por vida

Alicia **Moreno**

Reservados todos los derechos.
Descargo de responsabilidad

La información contenida i está destinada a servir como una colección completa de estrategias sobre las que el autor de este libro electrónico ha investigado. Los resúmenes, estrategias, consejos y trucos son solo recomendaciones del autor, y la lectura de este libro electrónico no garantiza que los resultados de uno reflejen exactamente los resultados del autor. El autor del libro electrónico ha realizado todos los esfuerzos razonables para proporcionar información actualizada y precisa a los lectores del libro electrónico. El autor y sus asociados no serán responsables de ningún error u omisión no intencional que se pueda encontrar. El material del eBook puede incluir información de terceros. Los materiales de terceros forman parte de las opiniones expresadas por sus propietarios. Como tal, el autor del libro electrónico no asume responsabilidad alguna por el material u opiniones de terceros.

Sommario

INTRODUCCIÓN

Si está tratando de comer alimentos que sean mejores para su corazón, comience con estos nueve ingredientes saludables de la cocina mediterránea.

Los ingredientes clave de la cocina mediterránea incluyen aceite de oliva, frutas y verduras frescas, legumbres ricas en proteínas, pescado y cereales integrales con cantidades moderadas de vino y carnes rojas. Los sabores son ricos y los beneficios para la salud de las personas que eligen una dieta mediterránea, una de las más saludables del mundo, son difíciles de ignorar: es menos probable que desarrollen presión arterial alta, colesterol alto u obesidad. Si está tratando de comer alimentos que sean mejores para su corazón, comience con estos ingredientes saludables de la cocina mediterránea.

1 patatas asadas al horno

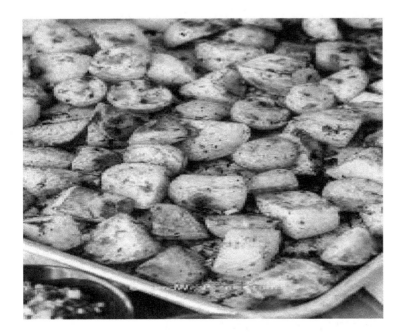

Ingredientes

- ❖ 2 libras de papas pequeñas, cortadas a la mitad o en cuartos
- ❖ aceite de oliva virgen extra, para rociar
- ❖ sal marina y pimienta negra recién molida
- ❖ perejil finamente picado, para decorar

vendaje:

- ❖ 2 cucharadas de aceite de oliva extra virgen
- ❖ 1 cucharadita de ralladura de limón
- ❖ 2 cucharadas de jugo de limón
- ❖ 1 cucharadita de mostaza de Dijon
- ❖ 2 dientes de ajo picados
- ❖ 1 cucharada de romero picado
- ❖ 1/4 de cucharadita de hojuelas de pimiento rojo
- ❖ 1/4 cucharadita de sal marina
- ❖ pimienta negra recién molida

PASOS

1. Precaliente el horno a 425 ° F y forre una bandeja para hornear grande con papel pergamino.

2. Mezcle las papas con aceite de oliva, sal y pimienta, y esparza uniformemente en la bandeja para hornear. Ase de 20 a 30 minutos, o hasta que estén tiernos y dorados alrededor de los bordes. El tiempo dependerá del tamaño y la frescura de sus papas.

3. En un tazón pequeño, mezcle el aceite de oliva, la ralladura de limón, el jugo de limón, la mostaza, el ajo, el romero, las hojuelas de pimiento rojo, la sal y la pimienta.

4. Rocíe el aderezo sobre las papas cocidas y mezcle suavemente. Es posible que no necesite todo el apósito. Sazone al gusto con más sal y pimienta. Espolvorear con perejil y servir.

2.pan focaccia de romero

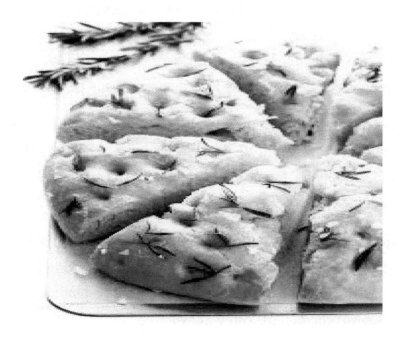

Ingredientes

- ❖ 1¾ tazas de agua tibia, 105 ° a 115 ° F

- ❖ 1 paquete (¼ de onza) de levadura seca activa, (2¼ cucharaditas)

- ❖ 1 cucharada de azúcar de caña

- ❖ 3½ tazas de harina para todo uso, y más para amasar

- ❖ 1½ tazas de harina integral

- ❖ 1 cucharada de sal marina

- ❖ ½ taza de aceite de oliva extra virgen, y más para cepillar

- ❖ 1 bulbo de ajo asado, opcional

- ❖ 2 cucharadas de romero picado

- ❖ ½ cucharadita de hojuelas de pimiento rojo, opcional

PASOS

1. En un tazón mediano, mezcle el agua, la levadura y el azúcar. Dejar reposar durante 5 minutos, hasta que la levadura esté espumosa.

2. En el tazón de una batidora de pie equipada con un gancho para masa, coloque la harina, la sal, $\frac{1}{4}$ de taza de aceite de oliva y la mezcla de levadura y mezcle a velocidad media hasta que la masa forme una bola alrededor del gancho, de 5 a 6 minutos .

3. Transfiera la masa a una superficie ligeramente enharinada y amase varias veces, espolvoreando con más harina, según sea necesario, y forme una bola. Unte un tazón grande con aceite de oliva y coloque la masa dentro. Cubra con una envoltura de plástico y deje reposar para que suba hasta que duplique su tamaño, de 40 a 50 minutos.

4. Cubra una bandeja para hornear con borde de 10 × 15 pulgadas con el $\frac{1}{4}$ de taza restante de aceite de oliva. Golpee la masa, transfiérala a una superficie ligeramente enharinada y amase varias veces. Coloque la masa en la sartén y presione para extenderla hasta los bordes de la sartén. Voltea la masa y vuelve a esparcirla por los bordes. Haga hendiduras con los dedos, cada pocos centímetros de distancia, en toda la masa. Cubre la bandeja para

12

hornear con una envoltura de plástico y deja que la masa suba hasta que duplique su tamaño, aproximadamente 40 minutos.

5. Precalienta el horno a 425 ° F. Retire la envoltura de plástico. Corta los dientes de ajo asados por la mitad y empújelos hacia la superficie de la masa. Espolvorear con el romero y las hojuelas de pimiento rojo y hornear durante 20 minutos, hasta que se doren.

3 batatas al horno dos veces

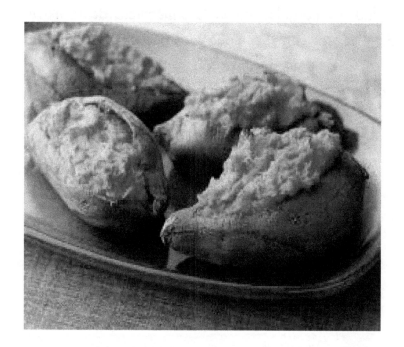

Ingredientes

- ❖ 4 batatas medianas
- ❖ 4 tazas de floretes de brócoli pequeños
- ❖ 1 cucharadita de aceite de oliva extra virgen
- ❖ 1 diente de ajo pequeño, picado
- ❖ $\frac{1}{2}$ cucharadita de mostaza de Dijon
- ❖ 1 cucharada de jugo de limón fresco
- ❖ ⅓ taza de cebolletas picadas
- ❖ 1 taza de queso cheddar, opcional
- ❖ $\frac{1}{4}$ de taza de semillas de cáñamo
- ❖ $\frac{1}{2}$ taza de perejil picado y / o microgreens
- ❖ Sal marina y pimienta negra recién molida
- ❖ Crema de camote y anacardos (esto hace extra)
- ❖ $\frac{1}{2}$ taza de agua
- ❖ $\frac{1}{2}$ taza de puré de camote
- ❖ $\frac{1}{2}$ taza de anacardos crudos, remojados más de 4 horas y escurridos
- ❖ $1\frac{1}{2}$ cucharadas de jugo de limón fresco

- ❖ 1 diente de ajo

- ❖ 2 cucharaditas de romero fresco picado

- ❖ $\frac{1}{2}$ cucharadita de sal marina

- ❖ $\frac{1}{4}$ de cucharadita de pimienta negra recién molida

PASOS

1. Precaliente el horno a 400 ° F y cubra una bandeja para hornear con papel pergamino. Perfora las batatas varias veces con un tenedor y colócalas en la bandeja para hornear. Ase durante 45 minutos o hasta que estén tiernos. Corte por la mitad y saque una cucharada de puré de cada mitad para dejar espacio para el relleno, ½ taza en total. (Use esto para la crema de anacardos y camote).

2. Prepare la crema de camote y anacardo: En una licuadora de alta velocidad, combine el agua, el puré de camote, los anacardos, el jugo de limón, el ajo, el romero, la sal y la pimienta y mezcle hasta que quede suave. Dejar de lado.

3. Cocine el brócoli al vapor en una vaporera durante 5 minutos o hasta que esté tierno pero aún de un color verde brillante.

4. En un tazón mediano, combine el aceite de oliva, el ajo picado, la mostaza Dijon, el jugo de limón y las cebolletas y revuelva. Agregue el brócoli al vapor y unas pizcas de sal y pimienta, y revuelva para cubrir.

5. Llene cada mitad de papa con una cucharada de crema de anacardos, un poco de queso cheddar (si lo usa), la mezcla de brócoli, más queso, cebolletas y

espolvoree con las semillas de cáñamo. Hornea por 10 minutos más o hasta que el queso se derrita. Adorne con perejil y / o microgreens y sirva con la salsa de anacardo restante para rociar. (consejo: si su salsa de anacardos es demasiado espesa para rociar, agregue un poco de agua hasta que tenga una consistencia más fina).

Salsa Tahini

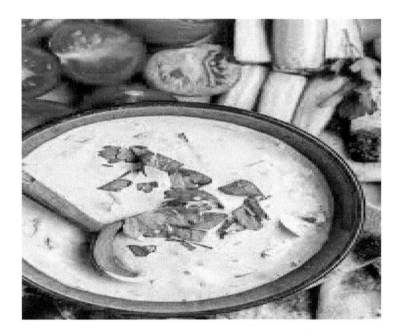

Ingredientes

Salsa Tahini Básica

- ❖ $\frac{1}{2}$ taza de tahini

- ❖ $\frac{1}{4}$ de taza de jugo de limón fresco

- ❖ 6 cucharadas de agua, y más según sea necesario

- ❖ 1 diente de ajo pequeño, rallado o prensado

- ❖ $\frac{1}{2}$ cucharadita de sal marina

- ❖ Cúrcuma Tahini

- ❖ 1 receta de salsa tahini básica

- ❖ $\frac{1}{2}$ a 1 cucharadita de cúrcuma seca

- ❖ 1 cucharadita de jarabe de arce o miel

- ❖ 1 cucharadita de jengibre fresco rallado

- ❖ 1 cucharadita de aceite de oliva extra virgen

- ❖ Tahini verde

- ❖ 1 receta de salsa tahini básica

- ❖ $\frac{3}{4}$ taza colmada de cilantro

- ❖ Taza de perejil

- ❖ $\frac{1}{4}$ de cucharadita de comino

- ❖ 1 cucharadita de jarabe de arce o miel

- ❖ 1 cucharadita de aceite de oliva extra virgen

Remolacha Tahini

- ❖ 1 receta de salsa tahini básica

- ❖ 1 remolacha pequeña, asada y pelada

- ❖ $\frac{1}{4}$ de cucharadita de comino

- ❖ $\frac{1}{4}$ de cucharadita de cilantro

- ❖ Agua, para diluir, si es necesario

PASOS

1. Prepare la salsa tahini básica: en un tazón pequeño, mezcle el tahini, el jugo de limón, el agua, el ajo y la sal marina.

2. Prepare cúrcuma Tahini: agregue la cúrcuma, el jarabe de arce, el jengibre y el aceite de oliva a 1 receta de salsa tahini básica. Revuelva hasta que esté combinado.

3. Haga tahini verde: coloque 1 receta de salsa tahini básica en un procesador de alimentos y agregue el cilantro, el perejil, el comino, el jarabe de arce y el aceite de oliva. Pulsa hasta que se combinen.

4. Prepara un tahini de remolacha: coloca 1 receta de salsa tahini básica en un procesador de alimentos y

agrega la remolacha asada, el comino y el cilantro. Haga un puré hasta que quede suave, agregando agua si es necesario.

5.El mejor guacamole

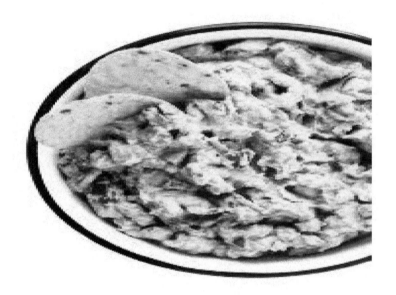

Ingredientes

- ❖ 3 aguacates maduros

- ❖ $\frac{1}{4}$ de taza de cebolla morada picada

- ❖ $\frac{1}{4}$ taza de cilantro finamente picado

- ❖ Ralladura y jugo de 2 limas

- ❖ 1 jalapeño pequeño cortado en cubitos

- ❖ $\frac{1}{2}$ cucharadita de sal marina gruesa, más al gusto

- ❖ $\frac{1}{2}$ cucharadita de comino, opcional

- ❖ Chips de tortilla, para servir

PASOS

1. En un tazón grande, combine los aguacates, la cebolla, el cilantro, la ralladura y el jugo de lima, el jalapeño, la sal y el comino. Triturar hasta que los ingredientes estén combinados pero aún un poco gruesos. Sazone al gusto.

2. Sirve con totopos.

6 crema de anacardos

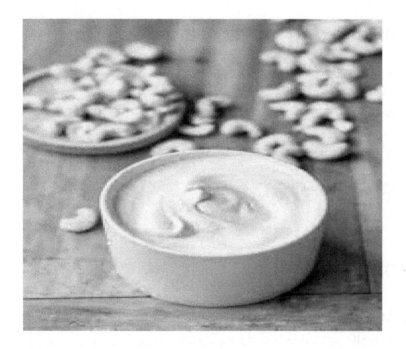

Ingredientes

- ❖ 1 taza de anacardos crudos *

- ❖ ½ taza de agua

- ❖ 2 cucharadas de aceite de oliva extra virgen

- ❖ 2 cucharadas de jugo de limón

- ❖ 1 diente de ajo pelado

- ❖ ½ cucharadita de sal marina

- ❖ Crema agria de anacardos

- ❖ Reemplace 1 cucharada de jugo de limón con 1 cucharada de vinagre de vino blanco

- ❖ Agregue ½ cucharadita de mostaza de Dijon

- ❖ Agregue ¼ de cucharadita de cebolla en polvo

PASOS

1. Coloque los anacardos, el agua, el aceite de oliva, el jugo de limón, el ajo y la sal en una licuadora de alta velocidad y mezcle hasta que esté completamente suave y cremoso.

2. Para la crema agria de anacardos, haga la receta de

27

la crema de anacardos reemplazando 1 cucharada de jugo de limón con 1 cucharada de vinagre de vino blanco y agregue la mostaza y la cebolla en polvo para darle un sabor extra.

7- salsa vegana de siete capas

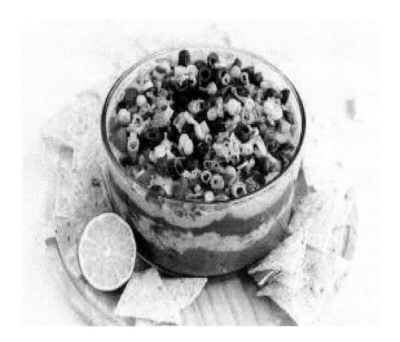

Ingredientes

- ❖ 1 lata (14 onzas) de frijoles refritos

- ❖ 1 receta de guacamole de col rizada o guacamole clásico, pulsado en un procesador de alimentos

- ❖ 1 taza de tomates cherry cortados a la mitad

- ❖ $\frac{1}{2}$ manojo de cebolletas, cortadas en cubitos

- ❖ $\frac{1}{2}$ taza de cilantro picado

- ❖ 1 jalapeño, en rodajas finas o en cubitos, opcional

- ❖ Chips de tortilla

- ❖ Crema de anacardo

- ❖ 1 taza de anacardos crudos

- ❖ $\frac{1}{2}$ taza de agua

- ❖ 2 cucharadas de aceite de oliva extra virgen

- ❖ 2 cucharadas de jugo de limón

- ❖ $\frac{1}{2}$ cucharadita de sal marina

- ❖ Quinua especiada

- ❖ $1\frac{1}{2}$ tazas de quinua roja cocida

- ❖ 1 diente de ajo picado

- ❖ 1 cucharadita de chile en polvo

- ❖ 1 cucharadita de pimentón ahumado

- ❖ $\frac{1}{2}$ cucharadita de comino

- ❖ $\frac{1}{2}$ cucharada de jugo de limón verde fresco

- ❖ 1 cucharadita de aceite de oliva extra virgen

- ❖ $\frac{1}{2}$ cucharadita de sal marina

- ❖ $\frac{1}{4}$ de cucharadita de sirope de arce

PASOS

1. Haga la crema de anacardos: En una licuadora, combine los anacardos, el agua, el aceite de oliva, el jugo de limón y la sal marina y mezcle hasta que quede cremoso. Enfríe hasta que esté listo para usar.

2. Prepare la quinua especiada: En un tazón mediano, mezcle la quinua, el ajo, el chile en polvo, el pimentón ahumado, el comino, el jugo de limón, el aceite de oliva, la sal marina y el jarabe de arce. Enfríe hasta que esté listo para usar.

3. En una bandeja para servir de 8 x 12 (o similar), coloque capas de frijoles refritos, guacamole de col rizada, crema de anacardos y quinua especiada. Cubra con los tomates, las cebolletas, el cilantro,

31

más crema de anacardos y los jalapeños, si los usa. Sirve con papas fritas.

8 Dip de Queso con Pimiento Vegano

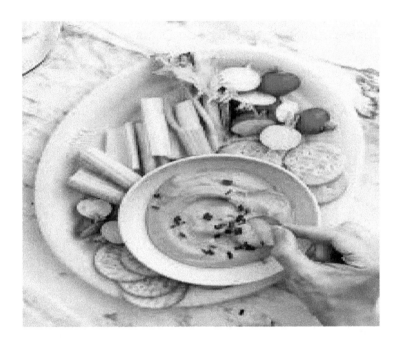

Ingredientes

- ❖ 1½ tazas de anacardos crudos

- ❖ ½ taza de agua, más si es necesario para mezclar

- ❖ 3 cucharadas de jugo de limón fresco

- ❖ 2 cucharaditas de mostaza de Dijon

- ❖ 1 cucharadita de sriracha

- ❖ 2 cucharadas de pimientos morrones en frascos, más si lo desea

- ❖ 1 diente de ajo

- ❖ ½ cucharadita de pimentón ahumado

- ❖ ½ cucharadita de sal

- ❖ Pimienta negra recién molida

- ❖ 1 cucharadita de cebollino picado, para decorar

- ❖ Servir con:

- ❖ Galletas

- ❖ Verduras en rodajas (rábanos, apio o verduras de su elección)

PASOS

1. En una licuadora de alta velocidad, combine los anacardos, el agua, el jugo de limón, la mostaza de Dijon, la sriracha, los pimientos morrones, el ajo, el pimentón ahumado, la sal y una pizca generosa de pimienta. Licue hasta que quede suave, usando el bastón de la licuadora para ayudar a mantener la cuchilla en movimiento. Si la mezcla es demasiado espesa, agregue gradualmente más agua hasta que quede suave. Enfríe hasta que esté listo para usar.

2. Adorne la salsa con las cebolletas picadas y sirva con galletas, apio y rábanos para mojar.

9.Tomatillo Salsa Verde

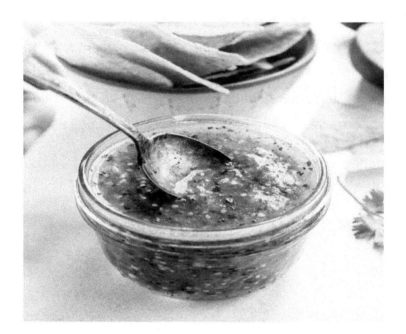

Ingredientes

- ❖ 6 tomatillos medianos

- ❖ 1/4 de cebolla amarilla mediana, cortada en trozos grandes

- ❖ 1 chile serrano o jalapeño, sin tallo * (ver nota)

- ❖ 2 dientes de ajo, sin pelar, envueltos en papel de aluminio

- ❖ 1 1/2 cucharadas de aceite de oliva extra virgen

- ❖ 1 1/2 cucharadas de jugo de limón fresco

- ❖ $\frac{1}{4}$ taza de cilantro picado

- ❖ 1/2 a 3/4 cucharadita de sal marina al gusto

PASOS

1. Precaliente el horno a 450 ° F y cubra una bandeja para hornear con papel pergamino.

2. Retire las cáscaras de los tomatillos y enjuague con agua fría para eliminar la pegajosidad. Coloque los tomatillos, la cebolla y el pimiento en la bandeja para hornear, rocíe con el aceite de oliva y una pizca generosa de sal y mezcle. Coloque el ajo envuelto en

la sartén. Ase por 15 minutos o hasta que los tomatillos estén blandos.

3. Desenvuelve el ajo del papel de aluminio, pélalo y colócalo en el tazón de un procesador de alimentos. Agrega las verduras asadas, el jugo de lima y el cilantro y pulsa. Si su salsa es demasiado espesa, agregue de 1 a 2 cucharadas de agua para diluir hasta obtener la consistencia deseada. Sazone al gusto.

4. Sirve con papas fritas o con tu receta mexicana favorita.

10.- fideos de calabacín

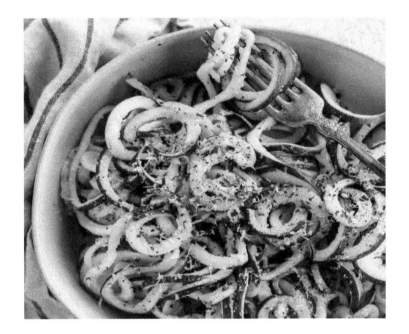

Ingredientes

- ❖ 3 calabacines medianos

- ❖ sugerencias sencillas para servir:

- ❖ con limón, aceite de oliva, sal marina y parmesano

- ❖ con salsa marinara

- ❖ con pesto

- ❖ con tomates asados

- ❖ con verduras asadas o asadas

PASOS

1. Elija el tipo de fideos que le gustaría hacer y siga las instrucciones para cada opción a continuación.

2. Para fideos rizados de "espaguetis" usando un espiralizador de encimera: Sujete el espiralizador a su encimera. Recorta la punta del calabacín y asegúralo entre la hoja y los dientes del espiralizador. Gire el mango para hacer los fideos.

3. Para fideos lisos de "cabello de ángel" con un pelador en juliana: simplemente sostenga el calabacín con una mano y tire del pelador en juliana sobre el

calabacín para hacer tiras.

4. Para los fideos "fettucine" con una mandolina y un cuchillo: corte en rodajas finas planchas de calabacín con la mandolina y luego corte esas planchas en tiras del tamaño de fettuccine.

5. Para fideos "pappardelle" con un pelador de verduras normal: Utilice el pelador para pelar simplemente tiras finas de calabacín.

6. Sirva los fideos de calabacín crudos con una salsa tibia (el calor de la salsa cocinará suavemente los fideos sin hacerlos blandos). O caliente una sartén a fuego medio, unte con aceite de oliva, agregue los fideos y caliente 1 minuto, o hasta que esté bien caliente. Retirar y servir con las salsas y aderezos deseados.

11 Calabaza espagueti

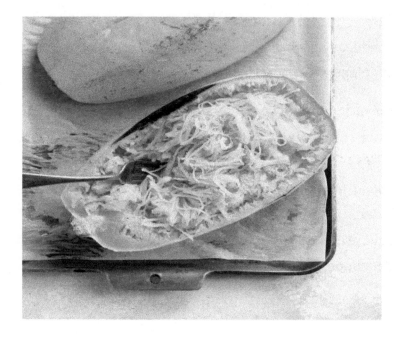

Ingredientes

- ❖ 1 calabaza espagueti

- ❖ aceite de oliva virgen extra

- ❖ sal marina y pimienta negra recién molida

PASOS

1. Precalienta el horno a 400 ° F.

2. Corta la calabaza espagueti por la mitad a lo largo y saca las semillas y las nervaduras. Rocíe el interior de la calabaza con aceite de oliva y espolvoree con sal y pimienta.

3. Coloque la calabaza espagueti con el lado cortado hacia abajo en la bandeja para hornear y use un tenedor para hacer agujeros. Ase durante 30 a 40 minutos o hasta que esté ligeramente dorado por fuera, tierno con un tenedor, pero aún un poco firme. El tiempo variará según el tamaño de tu calabaza. También encuentro que el tiempo puede variar de una calabaza a otra.

4. Retirar del horno y voltear la calabaza para que quede cortada hacia arriba. Cuando esté frío al tacto, use un tenedor para raspar y esponjar las

43

hebras de los lados de la calabaza.

12 cebollas rojas encurtidas

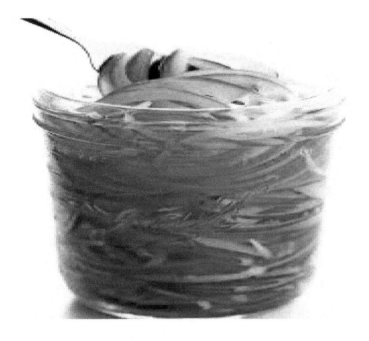

Ingredientes

- ❖ 2 cebollas rojas pequeñas

- ❖ 2 tazas de vinagre blanco

- ❖ 2 tazas de agua

- ❖ 1/3 taza de azúcar de caña

- ❖ 2 cucharadas de sal marina

- ❖ Opcional

- ❖ 2 dientes de ajo

- ❖ 1 cucharadita de granos de pimienta mezclados

PASOS

1. Corta las cebollas en rodajas finas (es útil usar una mandolina) y divide las cebollas en 2 frascos (16 onzas) o 3 frascos (10 onzas). Coloque el ajo y los granos de pimienta en cada frasco, si los usa

2. Caliente el vinagre, el agua, el azúcar y la sal en una cacerola mediana a fuego medio. Revuelva hasta que el azúcar y la sal se disuelvan, aproximadamente 1 minuto. Deja enfriar y vierte sobre las cebollas. Deje enfriar a temperatura ambiente, luego guarde

las cebollas en el refrigerador.

3. Las cebollas en escabeche estarán listas para comer una vez que estén tiernas y de color rosa brillante, aproximadamente 1 hora para las cebollas en rodajas muy finas o durante la noche para las cebollas en rodajas más gruesas.

13 patatas fritas al horno

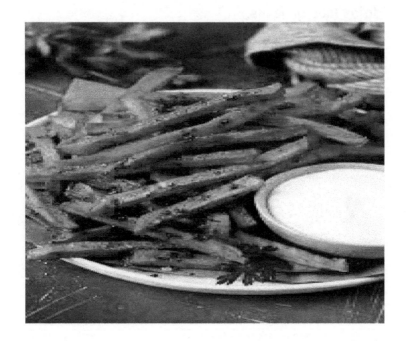

Ingredientes

- ❖ 2 libras de batatas, aproximadamente 2 grandes, cortadas en palitos de 1/4 de pulgada

- ❖ Aceite de oliva virgen extra, para rociar

- ❖ Sal marina, para espolvorear

- ❖ opciones para servir

- ❖ hierbas frescas, como perejil picado y / o cilantro

- ❖ pizcas de hojuelas de pimiento rojo

- ❖ Salsa de chipotle para mojar

PASOS

1. Precaliente el horno a 450 ° F y coloque rejillas de metal dentro de 2 bandejas para hornear con borde. Esto permite que el aire caliente del horno llegue a todos los lados de las papas fritas para que no tenga que voltearlas a la mitad del horneado. Si no tiene rejillas de metal, puede usar bandejas para hornear forradas con pergamino.

2. Remojar las batatas en un recipiente grande con agua fría durante 30 minutos. Escurrir, luego secar.

3. Rocíe con aceite de oliva (suficiente para cubrir ligeramente) y revuelva para cubrir.

4. Extienda las papas en una capa uniforme sobre las parrillas / bandejas para hornear para que haya espacio entre cada fritura. Hornee por 30 a 38 minutos o hasta que esté dorado y crujiente pero no quemado. El tiempo puede variar según su horno. Si no está usando las rejillas de metal, voltee las papas a la mitad.

5. Retirar del horno y sazonar generosamente con sal marina.

6. Mezcle con hierbas frescas, hojuelas de pimiento rojo y sirva con salsa de tomate, mostaza o chipotle, al gusto.

14 calabaza asada

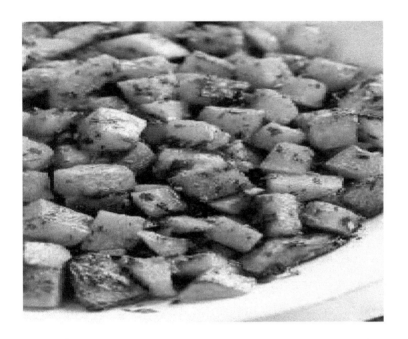

Ingredientes

- ❖ 1 calabaza, pelada, sin semillas y en cubos

- ❖ Aceite de oliva virgen extra, para rociar

- ❖ Sal marina y pimienta negra recién molida

- ❖ Perejil picado, opcional, para decorar

PASOS

1. Precaliente el horno a 400 ° F y cubra una bandeja para hornear grande con papel pergamino.

2. Coloque los cubos de calabaza en la bandeja para hornear y mezcle con un chorrito de aceite de oliva y una pizca de sal y pimienta. Ase de 30 a 35 minutos o hasta que se doren alrededor de los bordes.

15 pimientos rojos asados

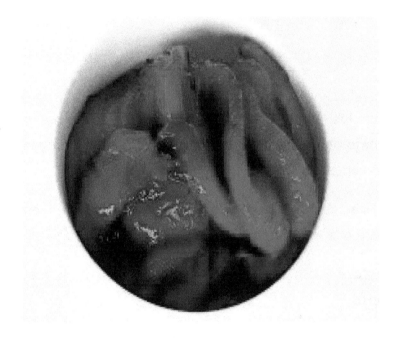

Ingredientes

- ❖ Pimientos rojos

- ❖ Aceite de oliva virgen extra

- ❖ Sal marina

PASOS

1. Char los pimientos sobre un quemador de gas o debajo de un asador hasta que la piel se ennegrezca por completo.

2. Retirarlos del fuego, colocar en un bol y cubrir con una toalla o film transparente durante 10 minutos.

3. Destape y use sus manos para pelar y quitar la piel suelta.

4. Corta el tallo y quita las semillas; use el pimiento entero o córtelo en tiras. Sazone al gusto con sal marina.

5. Para almacenar los pimientos, transfiéralos a un frasco, cúbralos con aceite de oliva y guárdelos en el refrigerador durante 2-3 semanas.

dieciséis.Jalapeños en vinagre

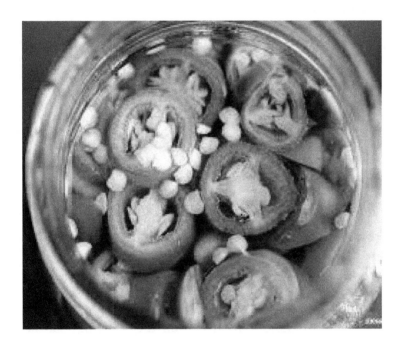

Ingredientes

- ❖ 10 jalapeños, en rodajas finas

- ❖ 2 dientes de ajo enteros, pelados

- ❖ 1 taza de vinagre blanco destilado

- ❖ 1 taza de agua

- ❖ ⅓ taza de azúcar de caña

- ❖ 1 cucharada de sal marina

PASOS

1. Divida los jalapeños en 2 frascos con tapa (16 onzas) y coloque un diente de ajo en cada frasco.

2. En una cacerola pequeña a fuego lento, cocine a fuego lento el vinagre, el agua, el azúcar y la sal, revolviendo ocasionalmente, hasta que el azúcar se disuelva, aproximadamente 5 minutos. Vierta la salmuera sobre los jalapeños. Deje enfriar a temperatura ambiente, luego cubra y enfríe durante al menos 30 minutos. Conservar en el frigorífico hasta por 2 semanas.

17 coliflor asada con ralladura de limón

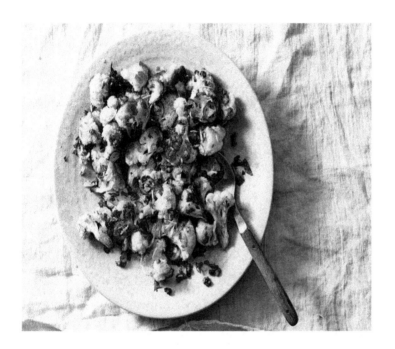

Ingredientes

- ❖ 1 coliflor mediana

- ❖ aceite de oliva virgen extra, para asar

- ❖ sal marina y pimienta negra recién molida, para espolvorear

- ❖ Ralladura de 1 limón

- ❖ 1/4 taza de perejil picado

PASOS

1. Precaliente el horno a 425 ° F y forre una bandeja para hornear grande con papel pergamino. Rompe la coliflor en floretes del tamaño de un bocado. Mezcle con aceite de oliva, sal y pimienta y esparza uniformemente sobre la bandeja para hornear. Ase durante 25 a 30 minutos o hasta que se doren alrededor de los bordes.

2. Sazone al gusto con más sal y pimienta y mezcle con ralladura de limón y perejil. O manténgalo sencillo y úselo en cualquier receta que requiera coliflor asada.

18 remolacha asada con cítricos

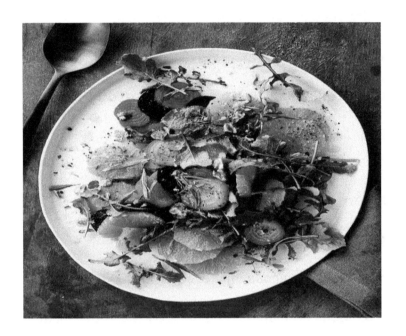

Ingredientes

- ❖ 6 a 8 remolachas rojas o amarillas pequeñas o medianas

- ❖ Aceite de oliva virgen extra, para rociar

- ❖ 1 naranja navel grande

- ❖ Vinagre de Jerez o vinagre balsámico, para rociar

- ❖ Jugo de ½ limón, o al gusto

- ❖ Un puñado de hojas de berro, rúcula o microverduras

- ❖ Sal marina y pimienta negra recién molida

- ❖ Sal marina escamosa, opcional

- ❖ otras ideas adicionales (opcionales) de cobertura:

- ❖ Queso de cabra o feta

- ❖ Nueces o pistachos picados

PASOS

1. Precalienta el horno a 400 ° F.

2. Coloque cada remolacha en un trozo de papel de aluminio y rocíe generosamente con aceite de oliva y una pizca de sal marina y pimienta negra recién molida. Envuelva las remolachas en el papel de aluminio y ase en una bandeja para hornear durante 35 a 60 minutos, o hasta que estén blandas y tiernas. El tiempo dependerá del tamaño y frescura de la remolacha. Retire las remolachas del horno, retire el papel de aluminio y déjelas a un lado para que se enfríen. Cuando estén frías al tacto, pelar las pieles. Me gusta ponerlos bajo el chorro de agua y quitarles la piel con las manos.

3. Use un pelador de cítricos para pelar tiras largas alrededor de la naranja, evitando la médula blanca. El entusiasmo rallado también funcionaría aquí. Corte $\frac{3}{4}$ de la naranja en gajos y reserve el $\frac{1}{4}$ de cuña restante para exprimir.

4. Corte las remolachas en cuñas o trozos de 1 "y colóquelas en un tazón. Si está usando remolacha roja y amarilla, coloque cada color en tazones separados para que las remolachas rojas no manchen las remolachas amarillas.

5. Rocíe con aceite de oliva y vinagre de jerez, luego agregue el jugo de limón, el jugo de naranja exprimido de la rodaja restante y unas pizcas de sal y pimienta y mezcle. Refrigere hasta que esté listo para servir.

6. Pruebe antes de servir y sazone con más sal (sal marina en escamas, si se usa) y pimienta o más vinagre (para más sabor), jugo de naranja o limón, según lo desee.

7. Sirve en una fuente con los gajos de naranja, los berros y los rizos cítricos.

19 Garbanzos asados crujientes

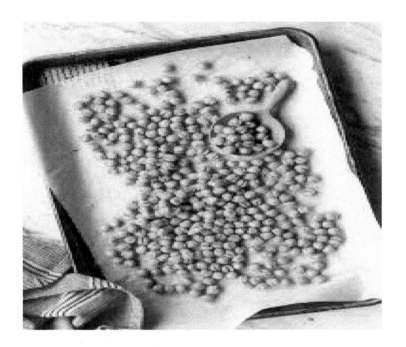

Ingredientes

- ❖ 1 1/2 tazas de garbanzos cocidos, escurridos y enjuagados

- ❖ Aceite de oliva virgen extra, para rociar

- ❖ Sal marina

- ❖ Pimentón, curry en polvo u otras especias (opcional)

PASOS

1. Precaliente el horno a 425 ° F y forre una bandeja para hornear grande con papel pergamino.

2. Extienda los garbanzos en un paño de cocina y séquelos. Quite las pieles sueltas.

3. Transfiera los garbanzos secos a la bandeja para hornear y mezcle con un chorrito de aceite de oliva y generosas pizcas de sal.

4. Ase los garbanzos durante 20 a 30 minutos, o hasta que estén dorados y crujientes. Los hornos pueden variar, si sus garbanzos no están lo suficientemente crujientes, ¡continúe hasta que lo estén!

5. Retire del horno y, mientras los garbanzos aún estén calientes, mezcle con pizcas de sus especias

favoritas, si las usa.

6. Guarde los garbanzos tostados en un recipiente sin tapa a temperatura ambiente. Es mejor utilizarlos en dos días.

20.Farro

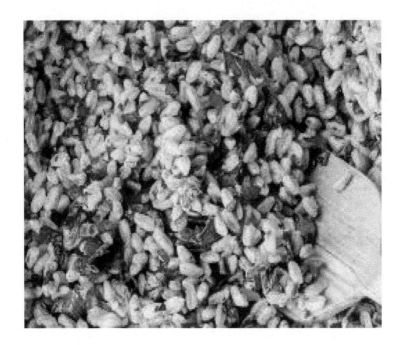

Ingredientes

Para el Farro:

- ❖ 1 taza de farro crudo, enjuagado

- ❖ Aderezo de hierbas de limón:

- ❖ 1 cucharada de aceite de oliva extra virgen

- ❖ 1/2 cucharada de jugo de limón, más al gusto

- ❖ 1/2 cucharada de hojas frescas de tomillo

- ❖ 1 diente de ajo rallado

- ❖ $\frac{1}{4}$ de cucharadita de mostaza de Dijon

- ❖ $\frac{1}{2}$ cucharadita de sal marina, más al gusto

- ❖ Pimienta negra recién molida

- ❖ $\frac{1}{2}$ taza de perejil picado

- ❖ pizca de hojuelas de pimiento rojo, opcional

PASOS

1. Cocine el farro: Llene una olla mediana hasta la mitad con agua y déjela hervir. Agregue el farro, reduzca el fuego y cocine a fuego lento hasta que el farro esté tierno, masticable, pero aún tenga un

mordisco al dente - de 15 a 20 minutos para el farro perlado; 20 a 30 minutos para farro semiperlado; hasta 40 minutos para farro completo.

2. Escurrir, luego esparcir en un plato grande o en una bandeja para enfriar y secar durante 20 minutos. Esto evita que continúe al vapor, lo que lo hace blando.

3. Prepara el aderezo de hierbas de limón: mezcla el aceite de oliva, el jugo de limón, el tomillo, el ajo, la mostaza, la sal y la pimienta en el fondo de un tazón grande para mezclar. Agrega el farro y revuelve. Agregue el perejil y las hojuelas de pimiento rojo, si lo usa. Temporada para probar y servir.

21 Arroz con cilantro y lima

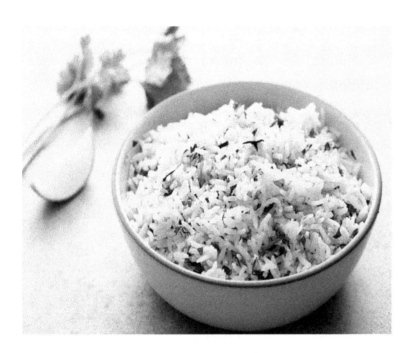

Ingredientes

- ❖ 1 taza de arroz jazmín de grano largo, bien enjuagado y escurrido

- ❖ 1½ tazas de agua

- ❖ 3 cucharaditas de aceite de oliva extra virgen, divididas

- ❖ 1 diente de ajo pequeño, finamente picado

- ❖ 2 cebolletas, finamente picadas

- ❖ 1 cucharadita de ralladura de lima

- ❖ ¼ a ½ cucharadita de sal marina

- ❖ 1½ cucharada de jugo de lima

- ❖ ½ taza de cilantro finamente picado

- ❖ pizca de hojuelas de pimiento rojo o ¼ de jalapeño cortado en cubitos, opcional

PASOS

1. Combine el arroz, el agua y 1 cucharadita de aceite de oliva en una cacerola mediana. Llevar a ebullición, tapar y reducir a fuego lento. Cocine a fuego lento durante 20 minutos (o verifique el tiempo que figura

en el paquete de su arroz).

2. Destape, esponje con un tenedor, luego agregue el ajo, las cebolletas y la ralladura de lima y revuelva para combinar. Deje enfriar durante 1 minuto y luego agregue las 2 cucharaditas restantes de aceite de oliva, $\frac{1}{4}$ de cucharadita de sal, jugo de limón, cilantro y hojuelas de pimiento rojo o jalapeño, si lo usa. Revuelva para combinar y sazone al gusto.

22 Receta de cuscús de limón

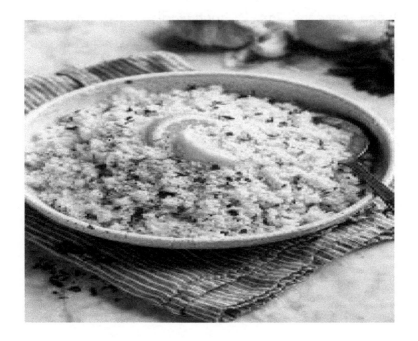

Ingredientes

- ❖ 1 taza de agua

- ❖ 1 taza de cuscús

- ❖ 1 cucharada más 1 cucharadita de aceite de oliva extra virgen

- ❖ 3/4 cucharadita de sal marina, más al gusto

- ❖ 2 dientes de ajo picados

- ❖ Ralladura de 1 limón

- ❖ 1 cucharada de jugo de limón fresco

- ❖ 1/3 taza de perejil picado

- ❖ 2 cucharadas de piñones

- ❖ pizcas de hojuelas de pimiento rojo, opcional

PASOS

1. En una cacerola mediana, hierva el agua. Agregue el cuscús, 1 cucharadita de aceite de oliva y 1/2 cucharadita de sal marina y revuelva. Tapar, retirar del fuego y dejar reposar durante 5 minutos.

2. Esponja el cuscús con un tenedor, transfiérelo a un

tazón grande y mézclalo con la cucharada restante de aceite de oliva, 1/4 de cucharadita de sal marina, ajo, ralladura de limón, jugo de limón, perejil y piñones.

3. Transfiera la mezcla a una fuente para servir y decore con piñones, perejil y hojuelas de pimiento rojo adicionales, si lo desea.

23 Lentejas

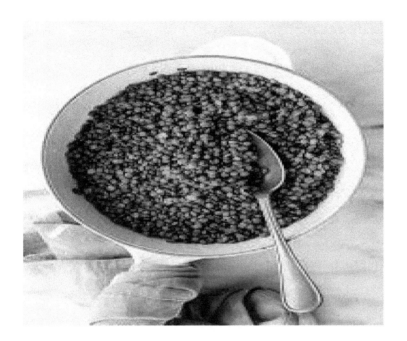

Ingredientes

- ❖ Lentejas cocidas

- ❖ 1 taza de lentejas verdes o negras francesas, crudas

- ❖ olla de agua

- ❖ Aderezo de hierbas de limón, opcional

- ❖ 3 cucharadas de jugo de limón

- ❖ 1 cucharada de aceite de oliva extra virgen

- ❖ 1 cucharadita de sal marina

- ❖ $\frac{1}{4}$ de cucharadita de mostaza de Dijon

- ❖ pimienta negra recién molida

- ❖ 1/2 taza de perejil picado

- ❖ pizcas de hojuelas de pimiento rojo, opcional.

PASOS

1. Cocine las lentejas: En una cacerola mediana, combine las lentejas y el agua y deje hervir. Tape, reduzca el fuego y cocine a fuego lento, revolviendo ocasionalmente, durante 17 a 20 minutos o hasta que estén tiernos pero no blandos. Escurre el exceso de

agua y deja enfriar. Úselo en cualquier receta que requiera lentejas cocidas.

2. Prepara el aderezo de limón y hierbas: transfiere las lentejas cocidas a un tazón mediano. Agregue el jugo de limón, el aceite de oliva, la sal, la mostaza y la pimienta. Agregue el perejil y las hojuelas de pimiento rojo, si lo usa. Sirva como guarnición o guárdelo en el refrigerador hasta por 5 días.

24 Avena durante la noche con mermelada de arándanos y chía

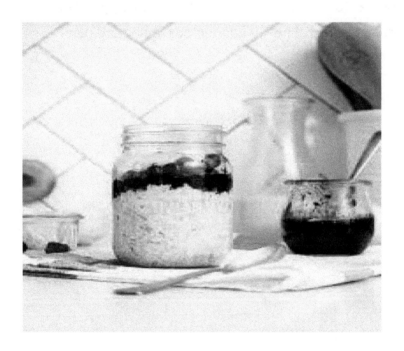

ingredientes

para la mermelada: (rinde unas 2 tazas)

- ❖ 3 tazas de arándanos
- ❖ 2 cucharadas de sirope de arce
- ❖ 1 cucharada de jugo de limón fresco
- ❖ $\frac{1}{2}$ cucharadita de extracto de vainilla
- ❖ $\frac{1}{2}$ cucharadita de canela molida
- ❖ 3 cucharadas de semillas de chía
- ❖ pizca de sal marina
- ❖ para la avena: (cantidad por 1 ración)
- ❖ $\frac{1}{2}$ taza de avena Quaker® Old Fashioned Oats
- ❖ $\frac{1}{2}$ taza de leche de vainilla y almendras
- ❖ 1 cucharada de mermelada de chía y arándanos
- ❖ $\frac{1}{2}$ cucharadita de ralladura de limón
- ❖ $\frac{1}{4}$ taza de arándanos

PASOS

1. Prepara la mermelada. En una cacerola mediana a

fuego medio, cocine a fuego lento los arándanos, el jugo de limón y la vainilla durante 3 a 5 minutos, machacando suavemente y revolviendo con frecuencia. Agrega el jarabe de arce, la canela y la sal y retira del fuego. Agregue las semillas de chía y transfiéralas a un frasco de vidrio. Deje enfriar un poco, luego coloque en el refrigerador para que se enfríe durante al menos una hora. Si su mermelada no se cuaja lo suficiente, agregue más semillas de chía.

2. Reúna la avena. Agregue Quaker Oats a un frasco de vidrio, vierta la leche y una capa de mermelada de arándanos, arándanos y ralladura de limón.

3. Refrigere durante la noche y disfrútelo por la mañana.

25 Granola casera

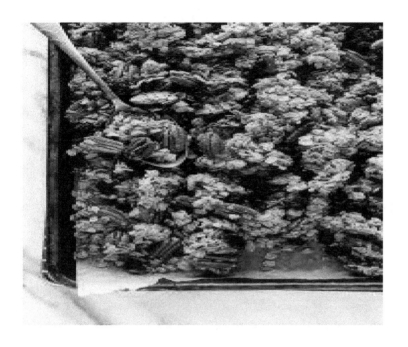

Ingredientes

- ❖ 2 tazas de copos de avena enteros

- ❖ 1/2 taza de nueces picadas

- ❖ 1/2 taza de hojuelas de coco, opcional

- ❖ 2 cucharaditas de canela

- ❖ 1/2 cucharadita de sal marina

- ❖ 2 cucharadas de aceite de coco derretido

- ❖ 1/4 taza de jarabe de arce

- ❖ 2 cucharadas de mantequilla cremosa de almendras

- ❖ 1/3 taza de arándanos secos, opcional

PASOS

1. Precaliente el horno a 300 ° F y cubra una bandeja para hornear con papel pergamino.

2. En un tazón mediano, combine la avena, las nueces, las hojuelas de coco, si las usa, la canela y la sal. Rocíe el aceite de coco y el jarabe de arce y agregue la mantequilla de almendras. Revuelva hasta que esté

combinado. Coloque la granola en la bandeja para hornear y presione la mezcla en un óvalo de 1 pulgada de espesor. Esto fomentará la formación de grumos.

3. Hornee por 15 minutos, gire la sartén hasta la mitad y use un tenedor para romper suavemente la granola solo un poco. Hornee por 15 minutos más, o hasta que estén doradas. Espolvoree con arándanos secos, si lo desea. Deje enfriar durante 15 minutos antes de servir.

Avena crujiente de manzana y canela durante la noche

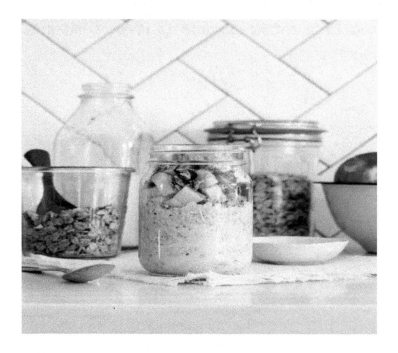

Ingredientes

- ❖ $\frac{1}{2}$ taza de avena Quaker Old Fashioned

- ❖ $\frac{1}{2}$ taza de leche de almendras

- ❖ $\frac{1}{2}$ taza de manzana cortada en cubitos

- ❖ un chorrito de limón (para mantener las manzanas frescas durante la noche)

- ❖ $\frac{1}{8}$ cucharadita de canela

- ❖ 1 cucharada de granola (hice una similar a esta receta)

- ❖ 1 cucharadita de miel (sub jarabe de arce si es vegano)

PASOS

1. Combine la avena y la leche de almendras en un frasco. Mezcle la manzana con un poco de jugo de limón y agréguela al frasco con una pizca de canela. Deje enfriar durante la noche.

2. Por la mañana, cubra con granola y un chorrito de miel o jarabe de arce.

27 El mejor burrito de desayuno

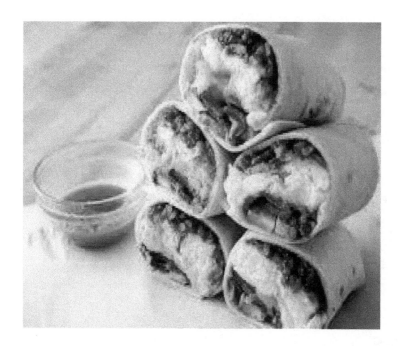

Ingredientes

- ❖ 1 libra de papas amarillas redondas pequeñas, cortadas en trozos de ½ pulgada

- ❖ Aceite de oliva virgen extra, para rociar

- ❖ ½ cucharadita de pimentón ahumado

- ❖ Pizcas de hojuelas de pimiento rojo

- ❖ 1 pimiento morrón rojo

- ❖ 9 huevos grandes

- ❖ 3 tortillas de 12 pulgadas

- ❖ 1 taza de espinaca fresca

- ❖ ½ taza de col lombarda rallada, opcional, para darle color y crocante

- ❖ ¾ taza de frijoles negros cocidos, escurridos y enjuagados

- ❖ ½ taza de pico de gallo

- ❖ 1 aguacate maduro

- ❖ ½ taza de hojas de cilantro

- ❖ Sal marina y pimienta negra recién molida

- ❖ 1 lima, para exprimir

❖ Aderezo de cilantro y lima, para mojar

PASOS

1. Precaliente el horno a 425 ° F y forre una bandeja para hornear grande con papel pergamino. Coloque las patatas en la bandeja, rocíe con aceite de oliva y espolvoree generosamente con sal y pimienta, el pimentón ahumado y pizcas de pimiento rojo en hojuelas. Mezcle para cubrir, esparza uniformemente en la sartén y hornee por 30 minutos o hasta que estén dorados y crujientes alrededor de los bordes.

2. Calienta una sartén en la estufa a fuego medio. Coloque el pimiento rojo en la sartén y déjelo carbonizar durante 4 a 5 minutos por lado, o hasta que el pimiento esté suave y cada lado tenga marcas negras de parrilla. Alternativamente, puede asarlo en el horno hasta que esté suave. Retirar de la parrilla, quitar el tallo y las nervaduras, y cortar el pimiento en tiras.

3. Revuelva los huevos: unte una sartén antiadherente mediana con un poco de aceite de oliva y lleve a fuego medio. Agregue los huevos, déjelos cocinar por unos segundos, y luego revuelva y revuelva hasta que los huevos estén listos.

4. Arme los burritos: Divida las hojas de espinaca y la col lombarda, si la usa, entre las tortillas. Cubra con

los huevos, las tiras de pimiento rojo, los frijoles negros, el pico de gallo, las papas, el aguacate y el cilantro. Espolvorea con sal y pimienta y un chorrito de lima. Doble los lados izquierdo y derecho de la tortilla sobre el relleno. Doble la solapa inferior del burrito hacia arriba y sobre el relleno, metiendo los lados y el relleno mientras enrolla el burrito. Envuelva en papel de aluminio, corte en rodajas y sirva con aderezo de lima y cilantro para mojar.

28 Cazuela de desayuno saludable

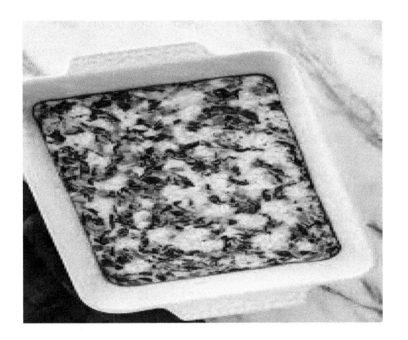

Ingredientes

- ❖ 2 batatas, en cubos

- ❖ 10 a 12 onzas de champiñones mixtos (champiñones cremini, en cuartos)

- ❖ 1 manojo de espárragos, partes tiernas, picados

- ❖ Aceite de oliva virgen extra, para rociar

- ❖ 12 huevos grandes

- ❖ $\frac{1}{2}$ taza de leche de almendras

- ❖ 1 diente de ajo picado

- ❖ $\frac{1}{2}$ a 1 cucharadita de sal marina *

- ❖ $\frac{1}{2}$ cucharadita de pimienta negra

- ❖ 4 onzas de queso feta desmenuzado

- ❖ 1 manojo de cebolletas picadas

- ❖ 1 taza de guisantes congelados, descongelados

- ❖ Microgreens, opcional, para decorar

PASOS

1. Precaliente el horno a 400 ° F y cubra 2 bandejas para hornear con papel pergamino. En una bandeja para hornear esparce las batatas, en la otra bandeja esparce los champiñones y los espárragos. Rocíe con aceite de oliva y espolvoree con una pizca de sal y pimienta y revuelva para cubrir. Ase las batatas durante 30 minutos. Coloque la bandeja para hornear con los champiñones y los espárragos en el horno para asar durante los últimos 10 minutos.

2. En un tazón mediano, mezcle los huevos, la leche, el ajo, la sal y la pimienta negra.

3. Reduzca la temperatura del horno a 350 ° F. Rocíe ligeramente una fuente para hornear de 9x13 pulgadas ** con spray antiadherente. Coloque todas las batatas de manera uniforme en el fondo de la fuente para hornear. Agregue la mitad de las verduras de la segunda bandeja para hornear y extienda uniformemente. Espolvorea con queso feta, cebolletas y guisantes.

4. Vierta la mezcla de huevo uniformemente sobre las verduras. Agregue los champiñones y los espárragos restantes.

5. Hornee durante 40 a 45 minutos o hasta que los

huevos estén listos y los bordes estén ligeramente dorados. Deje reposar la cazuela durante 10 minutos antes de cortarla.

6. Adorne las rodajas con microgreens y sazone con sal y pimienta adicionales, si lo desea.

29 Muffins de frittata vegetariana

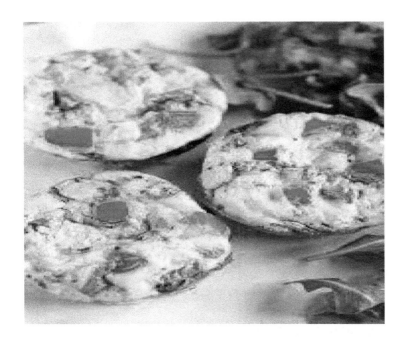

Ingredientes

❖ 8 huevos grandes

❖ ⅓ taza de leche de almendras sin azúcar

❖ 1 diente de ajo picado

❖ ¼ de cucharadita de mostaza de Dijon (me gusta Sir Kensington's)

❖ ½ cucharadita de sal marina

❖ pimienta negra recién molida

❖ 2 a 4 cucharadas de eneldo fresco picado

❖ 2 hojas pequeñas de col rizada, finamente ralladas

❖ 1 taza de tomates cherry cortados a la mitad

❖ ¼ de taza de cebolletas

❖ ⅓ taza de queso feta desmenuzado

PASOS

1. Precaliente el horno a 350 ° F y cepille un molde para muffins antiadherente con aceite de oliva o aceite en aerosol antiadherente.

2. En un tazón grande, mezcle los huevos, la leche, el

ajo, la mostaza dijon, la mayor parte del eneldo (reserve un poco para decorar), la sal y la pimienta. Vierta solo un poco de la mezcla de huevo en el fondo de cada taza para muffins. Divida la col rizada, los tomates, las cebolletas y el queso feta en cada taza y luego vierta la mezcla de huevo restante encima.

3. Hornee durante 20 a 22 minutos o hasta que los huevos estén listos. Sazone con sal y pimienta al gusto y decore con el eneldo restante. Guarde las frittatas restantes en el refrigerador hasta por 2 días.

30 Desayuno Panzanella

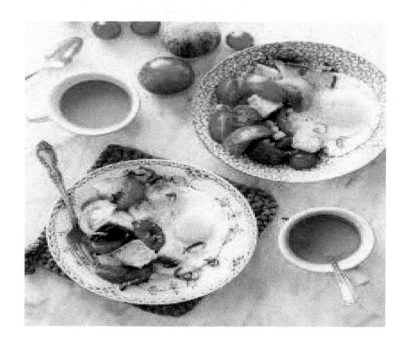

Ingredientes

- ❖ Panzanella sobrante, aproximadamente 1 taza por persona

- ❖ 1 a 2 huevos fritos por persona

- ❖ albahaca fresca en rodajas

PASOS

1. Primero, saca la Panzanella sobrante de la nevera. Transfiera aproximadamente 1 taza a cada plato y deje que alcance la temperatura ambiente mientras prepara los huevos y sirve el café.

2. Fríe los huevos y cúbrelos en los platos con la Panzanella. Agregue albahaca recién cortada y pizcas de sal y pimienta. ¡Disfrutar!

31 El mejor Shakshuka

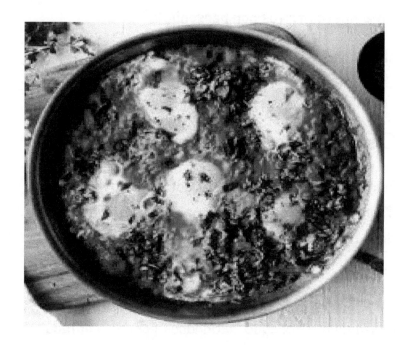

Ingredientes

- ❖ 2 cucharadas de aceite de oliva extra virgen

- ❖ 1 taza de cebolla amarilla picada

- ❖ 1 pimiento morrón rojo, sin semillas y cortado en cubitos

- ❖ ¼ de cucharadita de sal marina, más al gusto

- ❖ Pimienta negra recién molida

- ❖ 3 dientes de ajo medianos, picados

- ❖ ½ cucharadita de pimentón ahumado

- ❖ ½ cucharadita de comino molido

- ❖ Pizca de pimienta de cayena, opcional

- ❖ 1 lata de 28 onzas de tomates triturados

- ❖ 2 cucharadas de pasta harissa *, ver nota

- ❖ 1 taza de espinaca fresca picada

- ❖ 3 a 5 huevos

- ❖ ⅓ taza de queso feta desmenuzado

- ❖ ¼ taza de hojas frescas de perejil

- ❖ 1 aguacate, cortado en cubitos

- ❖ Microgreens para decorar, opcional
- ❖ Pan tostado, para servir

PASOS

1. Caliente el aceite a fuego medio en una sartén de acero inoxidable con tapa de 30 cm o de hierro fundido recubierta de esmalte. Agregue la cebolla, el pimiento rojo, la sal y varios molidos de pimiento fresco y cocine hasta que la cebolla esté suave y translúcida, de 6 a 8 minutos.

2. Reduzca el fuego a medio-bajo y agregue el ajo, el pimentón, el comino y la pimienta de cayena, si lo usa. Revuelva y deje cocinar durante unos 30 segundos, luego agregue los tomates y la pasta harissa. Cocine a fuego lento durante 15 minutos hasta que la salsa se espese.

3. Agregue las espinacas y revuelva hasta que se ablanden. Haga de 3 a 5 pozos en la salsa y rompa los huevos. Tape y cocine hasta que los huevos estén listos, de 5 a 8 minutos. El tiempo dependerá de qué tan líquidas le gusten las yemas de huevo.

4. Sazone con sal y pimienta al gusto y espolvoree con queso feta, perejil, aguacate y microvegetales, si los usa. Sirva con pan tostado para servir.

32 Hash de calabaza para el desayuno

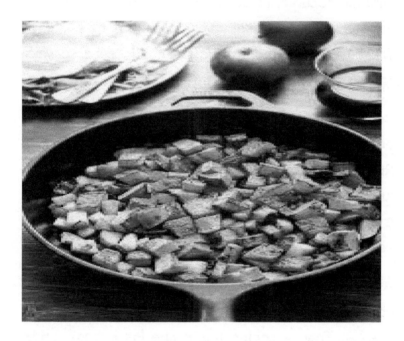

Ingredientes

- ❖ 2 tazas de calabaza butternut en cubos

- ❖ 1 cucharada de aceite de oliva extra virgen, y más para rociar

- ❖ ⅓ taza de cebolletas picadas

- ❖ 1 calabacín pequeño, cortado en trozos de 1 pulgada (1½ tazas)

- ❖ 1½ tazas de brócolini o floretes de brócoli picados

- ❖ 2 cucharadas de salvia o romero fresco picado

- ❖ 1 cucharadita de vinagre balsámico o de jerez, o jugo de limón fresco

- ❖ 1 diente de ajo finamente picado

- ❖ 3 hojas de col rizada, sin tallo y picadas

- ❖ 3 a 4 huevos fritos

- ❖ Sal marina y pimienta negra recién molida

- ❖ Unas pizcas de pimentón ahumado (opcional)

- ❖ Rábanos en rodajas finas, para decorar (opcional)

PASOS

1. Precaliente el horno a 400 ° F y forre una bandeja para hornear grande con papel pergamino. Mezcle la calabaza moscada con un chorrito de aceite de oliva y unas pizcas de sal y pimienta. Ase hasta que se doren, de 25 a 30 minutos.

2. Calentar el aceite de oliva en una sartén grande a fuego medio. Agrega las cebolletas, el calabacín, el brócoli, el romero y unas pizcas de sal y pimienta. Cocine de 5 a 8 minutos o hasta que estén ligeramente dorados. Agregue el vinagre o el jugo de limón, el ajo, la calabaza asada, la col rizada, otra pizca de sal y pimienta y una pizca de pimentón ahumado, si lo usa. Saltee hasta que todo esté dorado, unos 5 minutos más, revolviendo de vez en cuando. Sazone al gusto. Adorne con rábanos en rodajas, si los usa, y cubra con los huevos fritos.

33 Batido de café con canela

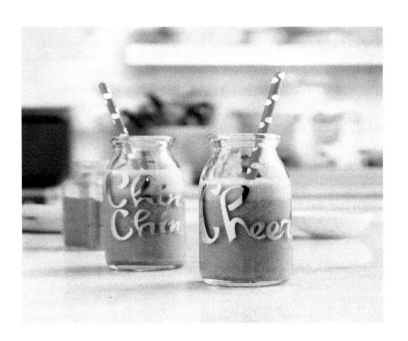

Ingredientes

❖ 1 plátano congelado

❖ 1 cucharada de mantequilla de almendras

❖ 2-4 cucharadas de café frío o expreso concentrado

❖ 4 cubitos de hielo

❖ $\frac{3}{4}$ taza de leche de almendras, más según sea necesario para mezclar

❖ 1 cucharadita de canela

❖ 1 cucharada colmada de maca en polvo, opcional *

❖ 1 cucharada colmada de proteína de vainilla en polvo, opcional *

❖ 1 dátil medjool o edulcorante de su elección, opcional

PASOS

1. Agregue todos los ingredientes a una licuadora y mezcle hasta que quede suave. Agregue más leche de almendras, según sea necesario.

34 Batido de mango verde

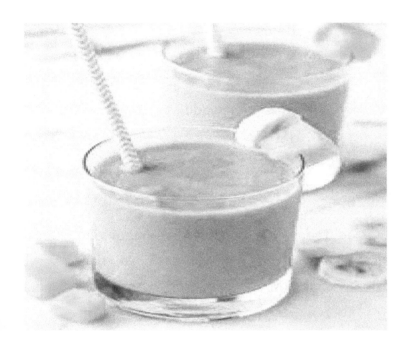

Ingredientes

- ❖ 2 cucharaditas de matcha

- ❖ 1 taza de leche de almendras

- ❖ 1 mango, en rodajas

- ❖ unos puñados de hielo

- ❖ opcional - 1 plátano congelado

PASOS

1. Mezclar todos los ingredientes hasta que quede suave. Para un batido más cremoso, agregue el plátano congelado.

35 Batido de arándanos

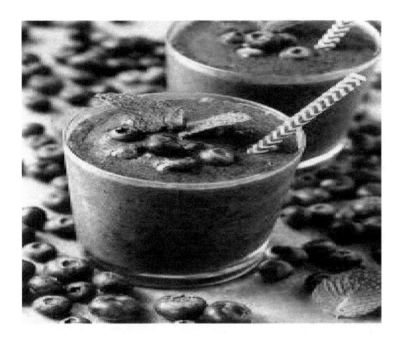

Ingredientes

* 1 taza de arándanos congelados

* $\frac{1}{2}$ taza de frambuesas congeladas

* $\frac{1}{4}$ taza de almendras peladas y blanqueadas, anacardos crudos o $\frac{1}{2}$ plátano congelado

* $1\frac{1}{2}$ tazas de leche de almendras

* exprimido de limón

* 1 cucharada de AIYA Rooibos Zen Cafe Blend, opcional

* $\frac{1}{2}$ cucharada de miel o jarabe de arce, opcional

PASOS

1. Mezcle todos los ingredientes. Agregue más leche de almendras para diluir la consistencia, si es necesario.

36 Batido de naranja superfood Sunshine

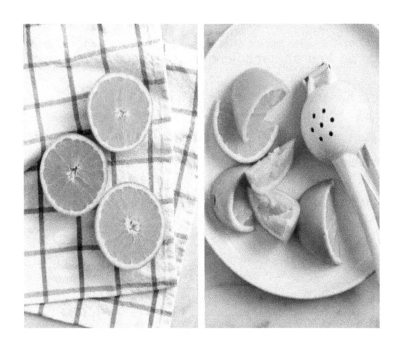

Ingredientes

- 2 plátanos (idealmente congelados)

- $\frac{1}{2}$ - $\frac{3}{4}$ taza de leche de almendras original Almond Breeze

- jugo de 1 naranja mediana, más un poco de ralladura

- 2 cucharadas de bayas de goji

- $\frac{1}{2}$ cucharadita de jengibre rallado o un chorrito de jugo de jengibre

- $\frac{1}{4}$ de taza de semillas de cáñamo (opcional)

- Un puñado de hielo

PASOS

1. Licúa todos los ingredientes y ajusta a tu gusto.

37 Batido de vainilla matcha

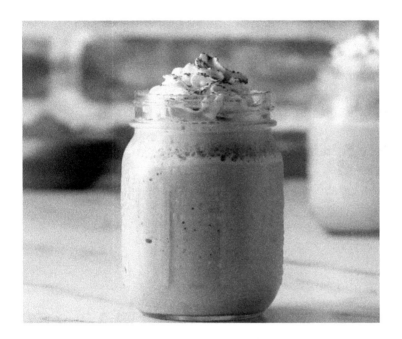

Ingredientes

- ❖ 2 plátanos congelados

- ❖ 1 taza de leche de almendras original Almond Breeze

- ❖ Polvo de matcha: unas cuantas cucharaditas a unas cuantas cucharadas, según su matcha y su gusto. Usé algunas cucharadas de este tipo.

- ❖ Vaina de vainilla: un pequeño raspado de aproximadamente 1 pulgada de la vaina

- ❖ Unos puñados de hielo

- ❖ Miel, agave o edulcorante de su elección (opcional)

PASOS

1. Mezclar todo junto. Prueba y ajusta a tu gusto. Agregue un poco de edulcorante si lo desea.

38 El pudín de chía más fácil

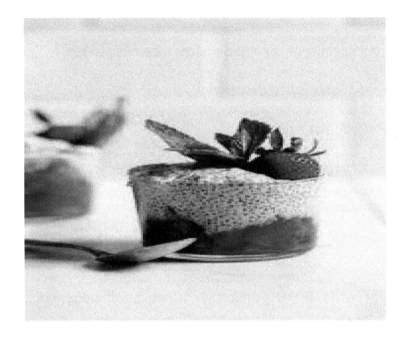

Ingredientes

- ❖ ¼ taza de semillas de chía

- ❖ 1½ tazas de leche de anacardo, leche de almendras o leche de coco

- ❖ 1 cucharada de sirope de arce, más para servir

- ❖ ¼ de cucharadita de canela

- ❖ pizca de sal marina

- ❖ ½ cucharada de jugo de limón Meyer o jugo de naranja, opcional

- ❖ ralladura de limón o unas gotas de aceite de limón, opcional

- ❖ k2 frutas de temporada y / o nueces picadas, para cubrir

PASOS

1. En un frasco o tazón grande, mezcle las semillas de chía, la leche, el jarabe de arce, la canela, la sal, el jugo de limón y la ralladura de limón, si se usa.

2. Enfríe tapado durante 30 minutos, luego revuelva nuevamente, incorporando las semillas de chía que se

han hundido hasta el fondo. Enfríe durante aproximadamente 6 horas, o durante la noche, hasta que el pudín de chía esté espeso. Si se vuelve demasiado espesa, agregue un poco más de leche para alcanzar la consistencia deseada.

3. Para servir, coloque el pudín de chía en tazones y cubra con frutas, nueces y jarabe de arce, según desee.

39 Pan de plátano saludable

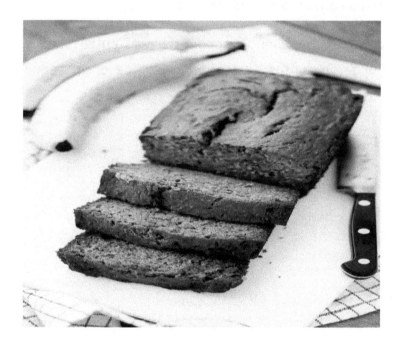

Ingredientes

- 2 plátanos muy maduros, triturados (1 taza)

- ½ taza de azúcar de coco o azúcar regular

- ¾ taza de leche de almendras o cualquier leche

- ⅓ taza de aceite de oliva extra virgen, más para cepillar

- 1 cucharadita de extracto de vainilla

- 1 cucharadita de vinagre de sidra de manzana

- 1½ tazas de harina integral para pastelería *, ver nota

- ½ taza de harina de almendras

- 2 cucharaditas de polvo de hornear

- ¼ de cucharadita de bicarbonato de sodio

- ½ cucharadita de sal marina

- ½ cucharadita de canela

- ¼ de cucharadita de nuez moscada

- ½ taza de nueces picadas

- Adición

- ❖ 2 cucharadas de nueces picadas

- ❖ 1 1/2 cucharada de copos de avena

PASOS

1. Precaliente el horno a 350 ° F y unte un molde para pan de 9x5 pulgadas con un poco de aceite de oliva.

2. En un tazón grande, combine el puré de plátanos con el azúcar, la leche de almendras, el aceite de oliva, la vainilla y el vinagre de sidra de manzana y bata hasta que se combinen.

3. En un tazón mediano combine las harinas, el polvo de hornear, el bicarbonato de sodio, la sal, la canela y la nuez moscada.

4. Agregue los ingredientes secos al tazón con los ingredientes húmedos y revuelva hasta que estén combinados, luego agregue las nueces. Vierta en la sartén preparada y espolvoree con las nueces picadas y la avena.

5. Hornea de 42 a 50 minutos, o hasta que al insertar un palillo en el medio salga limpio.

40.Pan de nueces y semillas de arándano y calabaza de Alanna

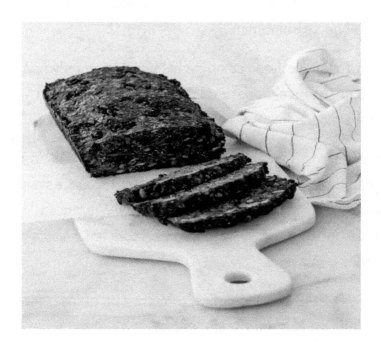

Ingredientes

- ❖ 1½ tazas (175 g) mitades de nueces crudas

- ❖ 1 taza (140 g) de semillas de calabaza crudas (pepitas)

- ❖ 2¾ tazas (250 g) de copos de avena GF a la antigua

- ❖ 1 taza (145 g) de arándanos secos

- ❖ ½ taza (90 g) de semillas de lino

- ❖ ⅓ taza (30 g) de cáscaras de psyllium

- ❖ ¼ de taza (40 g) de semillas de chía

- ❖ 2 cucharaditas (9 g) de sal marina fina

- ❖ ¾ cucharadita de canela molida

- ❖ ½ cucharadita de nuez moscada recién rallada

- ❖ 1 lata (15 oz) de puré de calabaza sin azúcar

- ❖ 1 taza de agua (235 ml) de agua

- ❖ ¼ de taza (60 ml) de jarabe de arce

- ❖ ¼ de taza (60 ml) de aceite de girasol (o aceite de oliva ligero)

PASOS

1. Coloque una rejilla en el centro del horno y precaliente a 325 ° F (165 ° C). Extienda las nueces y las semillas de calabaza en una bandeja para hornear pequeña con borde y tueste hasta que estén doradas y fragantes, revolviendo la sartén de vez en cuando, de 10 a 15 minutos. Retirar del horno.

2. Mientras tanto, en un tazón grande, mezcle la avena, los arándanos, las semillas de lino, las cáscaras de psyllium, las semillas de chía, la sal, la canela y la nuez moscada para combinar. Agregue las nueces calientes y las semillas de calabaza. Agregue el puré de calabaza, el agua, el jarabe de arce y el aceite de girasol y revuelva bien con una cuchara de madera resistente o con las manos para asegurarse de que la "masa" esté humedecida y distribuida uniformemente.

3. Forre un molde para pan de 9 por 5 pulgadas en todos los lados con papel pergamino y raspe la masa en el molde preparado, empaquételo y redondee ligeramente en la parte superior; no se levanta en el horno. Cubra bien con un trozo de plástico y deje reposar a temperatura ambiente durante 2-8 horas.

4. Cuando esté listo para hornear, precaliente el horno a 400 ° F. Hornee el pan durante 1 hora y 15 minutos;

quedará profundamente bronceado en la parte superior y se sentirá firme al tacto. (Nota: la primera vez que hice esto lo saqué un poco antes, no hagas eso, déjalo cocinar todo el tiempo aunque el exterior estará muy oscuro). Deje enfriar por completo, al menos 2 horas. Es mejor cortar el pan en rodajas bastante finas y tostarlo bien. Se mantendrá refrigerado herméticamente hasta por 2 semanas.

41 Bizcocho de yogur de limón

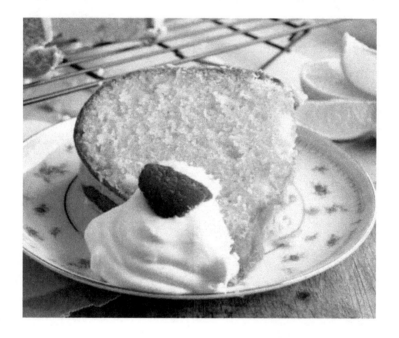

Ingredientes

- ❖ 1 taza de harina para todo uso

- ❖ $\frac{1}{2}$ taza de harina de almendras

- ❖ 2 cucharaditas de polvo de hornear

- ❖ 2 cucharaditas de canela

- ❖ $\frac{1}{2}$ cucharadita de cardamomo

- ❖ $\frac{1}{2}$ cucharadita de nuez moscada

- ❖ $\frac{3}{4}$ cucharadita de sal marina

- ❖ $\frac{1}{2}$ taza de azúcar de caña

- ❖ 1 cucharada de ralladura de limón

- ❖ $\frac{3}{4}$ taza de yogur natural orgánico de leche entera Stonyfield, más para servir

- ❖ $\frac{1}{2}$ taza de aceite de oliva extra virgen

- ❖ 2 huevos

- ❖ 1 cucharadita de extracto de vainilla

- ❖ fruta fresca, para servir

PASOS

1. Precaliente el horno a 350 ° F y rocíe un molde para pan de 8x4 pulgadas con aceite en aerosol.

2. En un tazón grande, combine la harina, la harina de almendras, el polvo de hornear, la canela, el cardamomo, la nuez moscada y la sal.

3. En otro tazón grande, mezcle el azúcar de caña y la ralladura de limón. Luego agregue el yogur, el aceite de oliva, los huevos y la vainilla y bata para combinar.

4. Vierta los ingredientes secos en el tazón con los ingredientes húmedos y revuelva hasta que estén combinados. No mezcle demasiado.

5. Vierta la masa en el molde para pan y hornee de 40 a 50 minutos o hasta que un palillo salga limpio.

6. Sirva con cucharadas de yogur y fruta fresca.

42 Pan de calabacín con chocolate

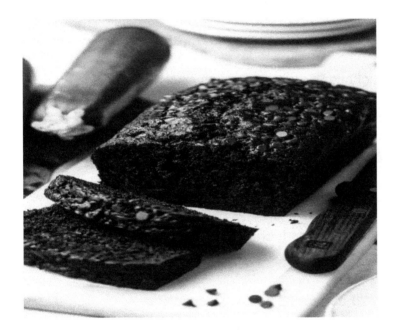

Ingredientes

- ❖ 1¼ taza de harina integral para pastelería *

- ❖ 1¼ de harina para todo uso

- ❖ ⅓ taza de cacao en polvo

- ❖ 1 cucharada de levadura en polvo

- ❖ 1 cucharadita de bicarbonato de sodio

- ❖ 1 cucharadita de sal marina

- ❖ 1 cucharadita de canela

- ❖ ½ cucharadita de nuez moscada

- ❖ 3 huevos

- ❖ 1½ tazas de leche de almendras, temperatura ambiente

- ❖ ¼ taza de aceite de coco derretido

- ❖ ⅔ taza de jarabe de arce

- ❖ 2 cucharaditas de extracto de vainilla

- ❖ 2 tazas de calabacín sin pelar, rallado

- ❖ 1 taza de chispas de chocolate semidulce, más para espolvorear encima

PASOS

1. Precaliente el horno a 350 ° F y rocíe ligeramente dos moldes para pan de 8x4 "con spray antiadherente.

2. En un tazón mediano, combine la harina, el cacao en polvo, el polvo de hornear, el bicarbonato de sodio, la sal, la canela y la nuez moscada.

3. En un tazón grande, mezcle los huevos, la leche de almendras, el aceite de coco, el jarabe de arce y la vainilla. Agrega el calabacín. Agregue los ingredientes secos al tazón y revuelva hasta que estén combinados. No mezcle demasiado. Incorpora las chispas de chocolate.

4. Vierta la masa en los moldes para pan. Espolvoree con más chispas de chocolate y hornee de 45 a 50 minutos, o hasta que al insertar un palillo de dientes salga limpio y la parte superior salte al tacto. Retirar del horno y enfriar completamente.

43 Tostada francesa clásica

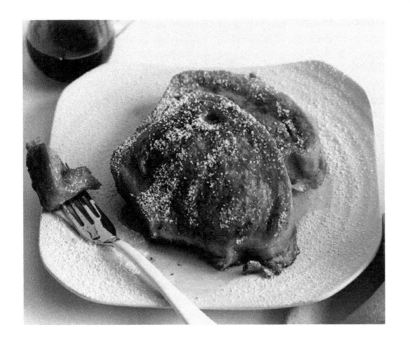

Ingredientes

- ❖ Bayas maceradas

- ❖ 2 tazas de fresas cortadas en cubitos

- ❖ ½ taza de frambuesas congeladas, descongeladas, con sus jugos

- ❖ Pizcas de azúcar de caña

- ❖ Tostada francesa

- ❖ 4 hueyos

- ❖ 1 taza de leche de almendras o cualquier leche

- ❖ 1 cucharadita de canela

- ❖ ¼ de cucharadita de cardamomo

- ❖ Pizca de sal marina

- ❖ 8 rebanadas de pan jalá de 1 pulgada * (ver nota)

- ❖ Aceite de coco, para cepillar

- ❖ Sirope de arce, para servir

PASOS

1. Prepara las bayas maceradas: En un tazón mediano,

combina las fresas, las frambuesas y unas pizcas de azúcar. Deje reposar durante 10 minutos para que las bayas se ablanden. Revuelva antes de servir.

2. Haga las tostadas francesas: En un tazón grande, mezcle los huevos, la leche, la canela, el cardamomo y la sal. Sumerja cada rebanada de pan en la mezcla y deje el pan remojado a un lado en una bandeja o plato grande.

3. Caliente una sartén antiadherente a fuego medio y unte con aceite de coco. Agregue las rebanadas de pan y cocine hasta que estén doradas, aproximadamente 2 minutos por lado. Reduzca el fuego a bajo según sea necesario para cocinar completamente sin quemar. Servir con sirope de arce y las bayas maceradas.

44 Waffles veganos de zanahoria

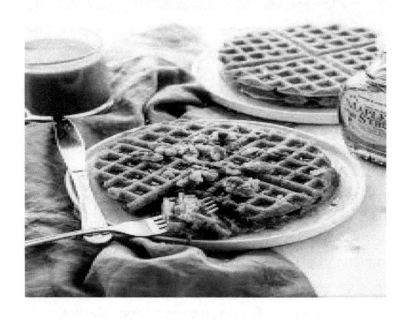

Ingredientes

- ❖ 2 tazas (500 ml) de harina de espelta integral o mezcla blanca / trigo

- ❖ 2 cucharaditas (10 ml) de polvo de hornear

- ❖ 2 cucharadas (30 ml) de semillas de lino molidas

- ❖ $\frac{1}{2}$ cucharadita (2 mL) de canela

- ❖ 1 taza (250 ml) de zanahorias ralladas

- ❖ 2 tazas (500 ml) de leche de almendras a temperatura ambiente

- ❖ $\frac{1}{4}$ de taza (60 ml) de aceite de coco derretido

- ❖ 1 cucharadita (5 ml) de extracto de vainilla

- ❖ 2 cucharadas (30 ml) de jarabe de arce, más extra para servir

- ❖ Sal marina

- ❖ Sirope de arce y / o crema de coco, para servir

PASOS

1. Precalienta una plancha para gofres.

2. En un tazón grande, mezcle la harina, el polvo de

hornear, la linaza, la canela y una pizca de sal.

3. En un tazón mediano, mezcle las zanahorias ralladas, la leche de almendras, el aceite de coco, la vainilla y el jarabe de arce. Incorpora la mezcla de zanahoria a los ingredientes secos y revuelve hasta que se combinen.

4. Coloque una cantidad adecuada de masa en la plancha para gofres y cocine hasta que los bordes estén ligeramente crujientes. Sirva con jarabe de arce y crema de coco, si se usa.

45 Sándwich de tomate heirloom

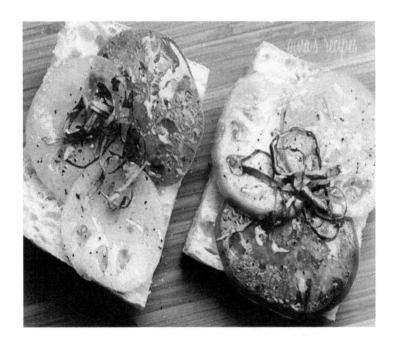

Ingredientes

- ❖ Puré de frijoles blancos:

- ❖ 1 ½ tazas de frijoles cannellini cocidos, escurridos y enjuagados

- ❖ 2 cucharadas de aceite de oliva extra virgen

- ❖ 2 dientes de ajo

- ❖ 3 cucharadas de jugo de limón

- ❖ 1 cucharadita de alcaparras

- ❖ sal marina y pimienta negra recién molida

- ❖ para los bocadillos:

- ❖ 8 rebanadas de pan tostado

- ❖ 4 hojas de lechuga mantequilla

- ❖ 3 tomates heirloom, en rodajas

- ❖ 2 aguacates, en rodajas

- ❖ Sal marina y pimienta negra recién molida

- ❖ 8 hojas frescas de albahaca

- ❖ pizca de pimentón ahumado, opcional

- ❖ espolvorear semillas de cáñamo, opcional

PASOS

1. En una licuadora, tritura los frijoles cannellini, el aceite de oliva, el ajo, el jugo de limón y las alcaparras. Sazone con sal y pimienta al gusto. Enfríe hasta que esté listo para usar.

2. Arme los sándwiches con el pan tostado, puré de frijoles blancos, lechuga, tomates, aguacate, albahaca fresca, sal marina, pimienta, una pizca de pimentón ahumado y una pizca de semillas de cáñamo si lo desea.

46 Galletas de pistacho y arándanos

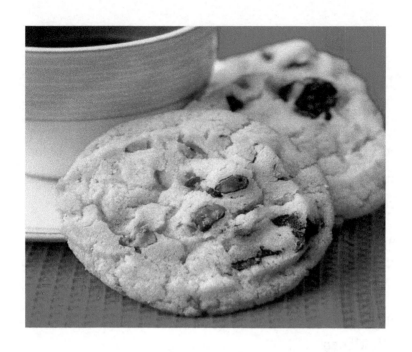

Ingredientes

- ❖ 2 tazas de copos de avena regulares

- ❖ 1 taza de harina de espelta integral

- ❖ 1 taza de harina de almendras

- ❖ $\frac{1}{2}$ cucharadita de polvo de hornear sin aluminio

- ❖ $\frac{1}{2}$ cucharadita de cardamomo molido

- ❖ $\frac{1}{2}$ cucharadita de canela molida

- ❖ K2$\frac{3}{4}$ taza de aceite de coco derretido

- ❖ $\frac{3}{4}$ taza de sirope de arce

- ❖ 1 cucharada de extracto de vainilla

- ❖ $\frac{1}{2}$ cucharadita de sal marina

- ❖ $\frac{1}{4}$ taza de arándanos secos

- ❖ $\frac{1}{4}$ de taza de mini chispas de chocolate vegano

- ❖ $\frac{3}{4}$ tazas de pistachos, picados

Pasos

1. Combine la avena, la harina de espelta, la harina de almendras, el polvo de hornear, el cardamomo y la canela en un tazón mediano. En otro tazón, combine el aceite de coco, el jarabe de arce, la vainilla y la sal. Batir hasta emulsionar. Vierta en los ingredientes secos y revuelva bien; La mezcla estará muy húmeda. Deje reposar de 10 a 15 minutos para permitir que la masa se espese.

2. Precaliente el horno a 350 grados F. Cubra una bandeja para hornear con papel pergamino y reserve. Agregue los arándanos, los pistachos y las chispas de chocolate a la masa para galletas y mezcle hasta que se combinen.

3. Con una medida húmeda de $\frac{1}{4}$ de taza, coloque la masa para galletas en una bandeja para hornear, aplaste un poco y hornee por 15 minutos o hasta que los bordes estén dorados. Con una espátula,

transfiera con cuidado las galletas a una rejilla de alambre. Se reafirmarán cuando estén completamente fríos. Guarde las galletas sobrantes en un recipiente hermético en un clima cálido, guárdelas en el refrigerador.

47.Bolas Bliss de pastel de zanahoria casi crudas

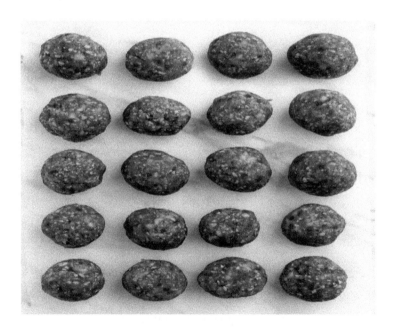

Ingredientes

- ❖ 1 taza de semillas de girasol peladas crudas

- ❖ 1 taza de coco rallado sin azúcar + ⅓ taza para rodar

- ❖ ½ cucharadita de canela

- ❖ ½ cucharadita de sal marina

- ❖ 12 dátiles Medjool suaves, sin hueso y remojados si están muy secos

- ❖ ⅔ taza de zanahorias picadas

- ❖ 2 cucharaditas de sirope de arce, más al gusto

PASOS

1. En un procesador de alimentos, combine las semillas de girasol, 1 taza de coco rallado, canela y sal y pulse hasta que se convierta en una comida fina.

2. Agregue los dátiles y las zanahorias y presione hasta que la mezcla se combine y se pegue. Pruebe y agregue más jarabe de arce si desea que sus bocados sean más dulces. Si la mezcla está demasiado seca, agregue más jarabe de arce; si está demasiado húmedo, agregue más coco y / o deje que la mezcla se enfríe en el refrigerador durante 20

minutos para que se reafirme.

3. Use una cucharada para sacar la mezcla, luego use sus manos para enrollarla en bolas de aproximadamente 1 pulgada.

4. Enrolle el coco restante para cubrir el exterior, si lo desea. Almacene en el refrigerador en un recipiente hermético hasta por 5 días.

48 Cuadrados de avena con pistacho de Jessica

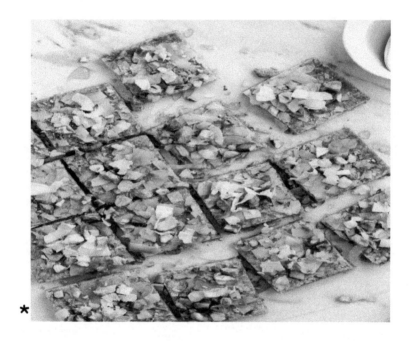

*

Ingredientes

- ❖ 1 taza de pistachos crudos sin cáscara

- ❖ 1 taza de copos de avena *

- ❖ ½ cucharadita de sal marina

- ❖ ¼ de taza de jarabe de arce, más para rociar encima

- ❖ 2 cucharadas de aceite de oliva

- ❖ ⅓ taza de hojuelas de coco sin azúcar

- ❖ un puñado adicional de pistachos picados para la cobertura

PASOS

1. Precaliente el horno a 350 grados y forre un molde cuadrado de 8 pulgadas con papel pergamino. En un procesador de alimentos con la cuchilla en S, procese los pistachos, la avena y la sal durante unos 30 segundos, hasta que comience a formarse una comida. Rocíe el jarabe de arce y el aceite de oliva mientras el motor aún está en funcionamiento y la comida comienza a juntarse en una masa casi húmeda que se desmorona.

2. Presione la masa uniformemente en la sartén y

cúbrala con hojuelas de coco y los pistachos restantes. Hornee de 10 a 12 minutos hasta que el coco esté bien y dorado y la masa esté bien cocida. Desea que los cuadrados aún estén un poco blandos, no los hornee en exceso.

3. Saque con cuidado la masa enfriada de la sartén sosteniendo dos lados del papel pergamino. Córtalo en cuadrados. Rocíe un poco de sirope de arce por encima para darle más dulzura, si lo desea. Guarde los cuadrados en un recipiente sellado hasta por una semana.

49 Bolas de energía sin hornear

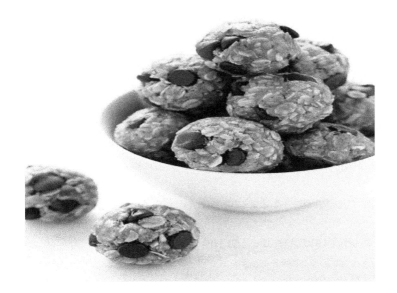

Ingredientes

- ❖ 1 taza de copos de avena enteros (no instantáneos)
- ❖ 1 cucharada de linaza molida + 3 cucharadas de agua tibia
- ❖ $\frac{1}{4}$ taza de mantequilla de almendras tostadas
- ❖ 2 cucharadas de sirope de arce
- ❖ 3 dátiles Medjool suaves, sin hueso (o 2 cucharadas adicionales de jarabe de arce)
- ❖ 2 cucharadas de aceite de coco
- ❖ $\frac{1}{2}$ cucharadita de extracto de vainilla
- ❖ $\frac{1}{4}$ de cucharadita de canela
- ❖ $\frac{1}{4}$ de cucharadita de sal marina
- ❖ $\frac{1}{4}$ de taza de nueces picadas
- ❖ $\frac{1}{2}$ taza de coco rallado
- ❖ ⅓ taza de chispas de chocolate

PASOS

1. En una sartén mediana, tuesta la avena a fuego lento hasta que se dore por los bordes, aproximadamente

de 1 a 2 minutos. Sáquelo del fuego y apártelo.

2. En un tazón pequeño, combine la linaza y el agua tibia y deje a un lado para espesar durante unos 5 minutos. En un procesador de alimentos, combine la mantequilla de almendras, el jarabe de arce, los dátiles, el aceite de coco, la vainilla, la canela y la sal. Agrega la mezcla de linaza y licúa hasta que quede suave.

3. Agrega las nueces y pulsa hasta que se combinen. Agregue la avena y el coco y presione hasta que se combinen. Agregue las chispas de chocolate y presione hasta que se incorporen uniformemente.

4. Enrolle la mezcla en 12 bolas y enfríe hasta que esté firme, al menos 30 minutos. Si la masa es demasiado pegajosa para trabajar con ella, déjela enfriar durante varios minutos antes de enrollarla.

5. Almacenar en un recipiente hermético en el refrigerador.

50 Bolas Bliss de pastel de zanahoria casi crudas

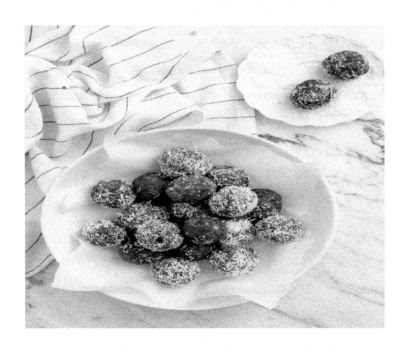

Ingredientes

- ❖ 1 taza de semillas de girasol peladas crudas
- ❖ 1 taza de coco rallado sin azúcar + ⅓ taza para rodar
- ❖ ½ cucharadita de canela
- ❖ ½ cucharadita de sal marina
- ❖ 12 dátiles Medjool suaves, sin hueso y remojados si están muy secos
- ❖ ⅔ taza de zanahorias picadas
- ❖ 2 cucharaditas de sirope de arce, más al gusto

PASOS

1. En un procesador de alimentos, combine las semillas de girasol, 1 taza de coco rallado, canela y sal y pulse hasta que se convierta en una comida fina.

2. Agregue los dátiles y las zanahorias y presione hasta que la mezcla se combine y se pegue. Pruebe y agregue más jarabe de arce si desea que sus bocados sean más dulces. Si la mezcla está demasiado seca, agregue más jarabe de arce; si está demasiado húmedo, agregue más coco y / o deje que la mezcla se enfríe en el refrigerador durante 20

minutos para que se reafirme.

3. Use una cucharada para sacar la mezcla, luego use sus manos para enrollarla en bolas de aproximadamente 1 pulgada.

4. Enrolle el coco restante para cubrir el exterior, si lo desea. Almacene en el refrigerador en un recipiente hermético hasta por 5 días.

CONCLUSIÓN

La dieta mediterránea no es una dieta única, sino un patrón de alimentación que se inspira en la dieta de los países del sur de Europa. Se hace hincapié en los alimentos vegetales, el aceite de oliva, el pescado, las aves, los frijoles y los cereales.

Lightning Source UK Ltd.
Milton Keynes UK
UKHW021248060521
383168UK00006B/45

9 781801 978705